Henri BOUISSON
DOCTEUR EN MÉDECINE

es Procédés de Laboratoire pour le Diagnostic de la Fièvre Typhoïde

MONTPELLIER
G. FIRMIN, MONTANE ET SICARDI

LES PROCÉDÉS DE LABORATOIRE
POUR LE DIAGNOSTIC
DE LA
FIÈVRE TYPHOÏDE

PAR

Henri BOUISSON
DOCTEUR EN MÉDECINE

MONTPELLIER
IMPRIMERIE G. FIRMIN, MONTANE ET SICARDI
Rue Ferdinand-Fabre et quai du Verdanson
1903

A MON PÈRE ET A MA MÈRE

A MA FEMME

H. BOUISSON.

A MONSIEUR LE PROFESSEUR GRASSET

QUI A BIEN VOULU NOUS FAIRE L'HONNEUR

D'AGRÉER LA PRÉSIDENCE DE CETTE THÈSE

H. BOUISSON

A MES MAITRES DE L'ÉCOLE DE MÉDECINE
ET DES HOPITAUX

ET PARTICULIÈREMENT

A MESSIEURS COMBALAT, ROUX DE BRIGNOLES, MICHEL,

Envers lesquels nous adressons tous nos sentiments de reconnaissance

MEIS ET AMICIS

H. BOUISSON.

INTRODUCTION

Peu de maladies ont une symptomatologie aussi variée et aussi inconstante que la fièvre typhoïde ; elle peut emprunter, en effet, les aspects les plus trompeurs ; elle présente notamment tous les degrés depuis l'hyperpyrexie, jusqu'aux formes, à peu près sinon tout à fait, apyrétiques. Dieulafoy, dans son manuel de Pathologie interne, a dit :

« Tous les états typhoïdes peuvent simuler la fièvre typhoïde, jusqu'à cet état provoqué par la lombricose sur lequel Chauffard a attiré l'attention. »

Dans la première enfance, il est encore plus difficile que chez l'adulte de déceler la maladie, car chez les enfants on ne trouve point de symptômes cliniques sur la constance desquels on puisse se baser pour établir un diagnostic.

Au début, si parfois on observe un vague état de malaise qui va en s'accentuant, et une température qui s'élève d'une façon progressive, dans bien des cas le début est brusque et la plupart des auteurs reconnaissent que les lois de Wunderlich ne sont pas toujours applicables chez l'adulte, et qu'en tous cas elles sont presque toujours en défaut chez les jeunes enfants.

La diarrhée manque quelquefois, et c'est généralement la constipation que l'on observe chez les jeunes malades.

Les taches rosées, qui sont presque une des caractéristiques de la maladie, quoiqu'on les signale dans les cas de tuberculose miliaire aiguë, n'apparaissent pas si l'abdomen a été exposé au froid.

Rilliet et Barthez, chez les enfants, les ont rencontrées dans les trois quarts des cas ; dans les deux tiers, d'après Cadet de Gassicourt et Marfan. Mme Rivoire, qui a fait une étude approfondie de la dothiénentérie pendant l'épidémie qui sévit à Marseille en 1897, ne les a trouvées que 58 fois sur 105 cas.

Du reste, comme elles n'apparaissent que vers la fin du premier septénaire, elles ne peuvent aider à faire un diagnostic précoce.

Les phénomènes nerveux sont parfois accentués, et certains malades supportent assez bien des températures de 39 et de 40°

D'autres fois, des douleurs de tête très vives, une agitation extrême, un délire violent et un léger degré de strabisme, peuvent faire penser à la méningite, d'autant plus que chez l'enfant, comme nous l'avons déjà dit, la fièvre typhoïde s'accompagne de constipation.

Les douleurs dans les membres s'observent aussi au début de l'ostéomyélite.

Les douleurs articulaires généralisées peuvent nous faire songer au rhumatisme articulaire aigu.

Les phénomènes pulmonaires en imposeront pour une tuberculose miliaire aiguë, pour une broncho-pneumonie, surtout pour une pneumonie lobaire, et le diagnostic sera d'autant plus malaisé que ces affections peuvent être des modes de début ou des complications d'une fièvre typhoïde.

La grippe et l'embarras gastrique seront aussi de fréquentes causes d'erreur, et nous ne citerons pas toutes ces formes plus ou moins atténuées de dothiénentérie qui ne sont pas cliniquement diagnosticables, mais que le laboratoire permettra de différencier de l'embarras gastrique authentique.

Donc parmi tous les symptômes, s'il en est quelques-uns qui sont presque pathognomoniques, il n'en est aucun, pas même la fièvre, dont la constance soit absolue. En outre, les plus caractéristiques ne font guère leur apparition qu'à la fin du premier septénaire. Si bien que dans nombre de cas, le clinicien se trouve dans l'impossibilité de réunir assez d'éléments pour établir un diagnostic ferme ; à moins pourtant qu'il ne demande au laboratoire de lui venir en aide.

Ce sont ces moyens d'investigation que nous fournit le laboratoire que nous avons l'intention d'étudier. Les dernières expériences de Chantemesse sur la sérothérapie de la fièvre typhoïde, n'ont pas comblé nos desiderata mais nous font espérer que nous aurons bientôt à notre disposition le sérum de la dothiénentérie comme nous avons déjà celui de la diphtérie. Les méthodes expérimentales acquerront, par cela même, un très grand intérêt, car elles seules nous permettront d'établir un diagnostic précoce de la maladie. Et peut-être que dans l'avenir, ainsi que cela se fait actuellement pour la diphtérie, le praticien s'adressera au laboratoire pour avoir le diagnostic et le moyen thérapeutique.

Mais les choses n'en sont point là, le sérum spécifique n'est pas encore découvert, et l'expérimentation ne nous a pas donné jusqu'ici de résultats absolument concluants.

La question nous a paru intéressante et nous avons cru faire œuvre utile en exposant, en une revue générale, les diverses méthodes de laboratoire connues jusqu'à ce jour et qui doivent avoir pour but de rendre le diagnostic de la fièvre typhoïde plus facile, plus affirmatif et plus précoce.

Nous ne pensons pas juger ces méthodes, notre jugement ne pourrait être basé que sur une très longue expérience que nous ne pouvons pas avoir ; en outre, le temps nous a manqué pour nous livrer nous-même à l'expérimentation, car ce n'est que sur un très grand nombre d'observations que nous aurions pu conclure.

LES PROCÉDÉS DE LABORATOIRE

POUR LE DIAGNOSTIC

DE LA

FIÈVRE TYPHOÏDE

URO-DIAGNOSTIC

Les recherches dans l'urine ont porté sur les modifications de sa composition chimique et sur la présence du bacille d'Eberth.

A. Robin a particulièrement bien étudié la question au point de vue chimique et nous indique un procédé de diagnostic qui se recommande surtout par sa très grande simplicité ; il repose tout entier sur l'étude du syndrome urologique.

D'après Robin, ce syndrome aurait pour traits particuliers :

1° Coloration bouillon de bœuf avec reflets verdâtres de l'urine.

2° Albuminurie modérée que contrairement aux auteurs, Robin croit constante ;

3° Disparition de l'uro-hématine.

4° Présence de l'indican indépendante des signes intestinaux concomitants ;

5° Persistance ou augmentation de l'acide urique ;

6° Absence de l'uro-érythrine ;

7° Diminution des phosphates terreux.

Ce dernier caractère seul exigerait un dosage délicat.

Par la simple inspection on constate le premier.

Pour les autres caractères, il suffit, pour se renseigner, de verser quelques gouttes d'acide azotique dans le verre qui contient l'urine. On voit apparaître de haut en bas :

Un diaphragme d'acide urique ;

Un disque net d'albumine ;

La teinte verdâtre et violacée de l'indican.

Pour contrôler l'absence de l'urohématine, on fait bouillir 5 centimètres cubes d'urine préalablement filtrée avec dix gouttes d'acide chlorhydrique. La teinte due à la présence de l'urohématine varie du rose pâle au rouge vineux.

On peut de même contrôler, en chauffant sans faire bouillir 5 centimètres cubes d'acide chlorhydrique et vingt gouttes d'urine, la présence de l'indican, qui donne une teinte bleue, violette ou noire. En agitant, après avoir ajouté quelques gouttes d'éther ou de chloroforme, on met en évidence la teinte violette, quand l'urobiline, qui d'ailleurs par l'acide azotique donne une coloration acajou, masque la réaction.

Ce syndrome est souvent en défaut ; l'urohématine peut exister dans les cas d'hémorragies intestinales et dans les cas de fièvre typhoïde à prédominance thoracique, ou lorsque les phénomènes cérébro-spinaux entrent en jeu. Il peut de même y avoir une diminution d'acide urique ou apparition de l'urobiline.

On ne pourrait donc pas différencier, par ce syndrome,

la fièvre typhoïde des affections telles que la grippe, la pneumo-typhoïde et l'embarras gastrique, qui ont comme caractère commun, d'après Robin, l'excès d'urohématine, et de la tuberculose miliaire aiguë dans laquelle il y aurait à la fois de l'urohématine et de l'urobiline.

Motta-Coco (1) a recherché quelle était la valeur diagnostique de l'indican dans la fièvre typhoïde. D'après lui, l'indicanurie dans la fièvre typhoïde ne se manifeste pas d'ordinaire dès le début, mais apparaît au troisième septénaire et va en croissant à mesure qu'évolue le stade d'involution des lésions. L'élimination de fortes doses coïncide avec la convalescence, quand la diète devient moins sévère. Dans les typhoïdettes, l'indicanurie s'établit dès les premiers jours, et elle est bien marquée au début du second septénaire.

Donc, pour cet auteur, l'indicanurie abondante dès les premiers jours de la maladie, si elle n'a pas une valeur diagnostique absolue, doit cependant faire incliner vers une infection non éberthienne.

---

(1) Motta-Coco.— In *Gazz. med. di Torino*, 1899, n°s 10 et 11.

RECHERCHES DU BACILLE D'ÉBERTH DANS LES URINES

Bouchard, le premier, signala la présence du bacille d'Éberth dans les urines des typhiques, mais il ne le rencontra que lorsque les urines renfermaient de l'albumine, signes de lésions rénales grâce auxquelles le bacille avait pu passer dans la vessie.

Dans ces mêmes conditions Neumann (1) a retrouvé plusieurs fois le bacille.

Petruschky (2) ne l'a jamais trouvé au début de la fièvre typhoïde, et sur cinquante malades examinés, trois fois seulement il a remarqué une élimination en masse du bacille d'Éberth dans les urines.

Richardson et Harton-Smith obtiennent les mêmes résultats.

Gwyn (3) ne l'a rencontré que pendant la défervescence.

---

(1) Neumann. — Uber Typhusbacillen im Urin (*Berlin klin.*, 1890. n° 6).

(2) Petruschky. — Sur la recherche du bacille typhique dans l'urine (*Centralblatt für Bakt.*, t. XXIII, 1898).

(3) Gwyn. — The examination of the urine for typhoïd bacilli (Philad., 1900).

Terrile (1) a constaté sa présence dans 40 pour 100 des cas et nous indique que l'époque de son apparition est très variable : dans un seul cas, pendant la première semaine, la plupart du temps pendant la convalescence.

Neufeld (2) confirme les recherches de ses devanciers. Sur 12 examens bactériologiques des urines, 3 seulement lui ont donné des résultats positifs. Dans ces 3 cas les bacilles apparaissent brusquement et en si grand nombre que les urines deviennent troubles; elles ont toujours conservé leur acidité, et il n'a jamais trouvé d'albumine. Ce n'est qu'au cours du deuxième ou du troisième septénaire, et le plus souvent pendant la convalescence qu'il a pu obtenir des résultats, mais il a retrouvé encore des bacilles plusieurs mois après la maladie.

Kübler (3) cite l'observation d'un malade dans les urines duquel il n'a rencontré le bacille d'Éberth qu'un mois après le début de l'infection. La maladie débuta par des manifestations fébriles intenses suivies d'apyrexie complète, et des signes de bronchite catarrhale. Les selles n'avaient pas le caractère de la diarrhée typhique, pas de tuméfaction de la rate, pas de taches rosées ; dans les crachats on trouve le bacille de l'influenza. Le dix-septième jour, pour la première fois le séro-diagnostic et la diazo-réaction ont des résultats positifs. Un mois après le début au moment d'une période fébrile on décèle le bacille d'Éberth dans les urines.

D'après ces différents résultats, nous voyons que la

---

(1) Terrile. — Sulla presenza del bac. d'Eberth nell urina dei tifosi (*Lavori di Cong. di med. int.*, 1899, 8°. Roma 1900, 230-246).

(2) Neufeld. — Élimination des bacilles d'Éberth par les urines (*Deut. med. Woch.*, 1900, n° 51).

(3) Kübler. — *Deut. Milit. Zeitschr.*, 1900.

présence du bacille typhique est très inconstante dans l'urine et qu'en tous cas, lorsqu'il se montre, on a déjà pu faire le diagnostic de l'affection soit par les moyens cliniques, soit par d'autres méthodes expérimentales dont les résultats sont beaucoup plus satisfaisants.

Voici la méthode que ces différents auteurs ont employée. On commence par faire très soigneusement un lavage du canal de l'urèthre à l'eau bouillie et l'on recueille l'urine avec une sonde stérilisée. L'examen doit porter sur le dépôt que l'on obtient en laissant l'urine se sédimenter, à 0° au besoin, ou en faisant usage d'un appareil centrifugeur. On examine immédiatement au microscope, ou bien l'on fait des cultures sur divers milieux.

DIAZO-RÉACTION (1)

La diazo-réaction est basée sur la coloration que prennent certaines urines pathologiques en présence des corps diazoïques, en particulier le sulfodiazobenzol.

Peter Griess, en 1860, avait découvert cette propriété pour les substances de la série aromatique ; en 1882, Ehrlich (2), le premier, utilisa ces notions chimiques en les appliquant aux urines.

Il découvrit ainsi, de 1882 à 1886, que dans la fièvre typhoïde, le typhus exanthématique, la rougeole, la tuberculose miliaire aiguë, les urines mises en contact avec le sulfodiazobenzol et légèrement alcalinisées, prenaient une belle coloration rouge.

Après lui, divers expérimentateurs trouvèrent cette réaction, mais d'une façon moins constante, dans la tuberculose pulmonaire, pleurale, méningée, péritonéale, dans la fièvre puerpérale, l'érysipèle, la pneumonie, la scarlatine, la diphtérie, la variole, le paludisme et l'insuffisance cardiaque.

Mais Ehrlich (1882-86), Edwars (1892), Vassermann

---

(1) Nous avons emprunté cette étude au remarquable travail de MM. Benoit et Rouslacroix, internes des hôpitaux de Marseille. (Nouvelles courbes de diazo-réact.; *Marseille Médical*, 1902).

(2) Ehrlich.— *Zeitsch für Klin. med.*, 1882.

(1894), Greene (1896), Jeez (1896) qui s'occupèrent sérieusement de cette question, furent d'accord pour remarquer que c'est dans la fièvre typhoïde que cette réaction se montre avec le plus de fréquence et a le plus de valeur.

En 1898, Rivier (1), en montra l'importance diagnostique : elle se montre, en effet, selon lui, du deuxième au sixième jour.

Bard, de Bordeaux (1899), la compara au séro-diagnostic de Widal.

Citons aussi la thèse de Hèze, la revue générale de MM. Lœper et R. Oppenheim, les mémoires de Guillemin de Sacquepée, les travaux de Thomesco, de Baccarani et Cevidalli, qui signalèrent l'influence du benzo-naphtol, du naphtol, du salol, qui d'après eux empêcheraient la diazo-réaction de se produire

M. le docteur Boy-Teissier, le premier dans les hôpitaux de Marseille, utilisa cette méthode comme moyen d'investigation clinique ; il constata en même temps sa très grande fréquence dans la variole.

La technique employée pour effectuer la diazo-réaction est assez simple. On doit recueillir les urines des malades dans un urinal soigneusement nettoyé et les examiner, au maximum, 12 heures après leur émission. Les solutions sont les suivantes :

Solution A
- Acide sulfanilique : 1 gramme
- Acide chlorhydrique : 0.50 cmc.
- Eau distillée : q. s. 1 litre

Solution B
- Nitrite de soude : 0, 50 centigr.
- Eau distillée : q. s. 100 grammes

(1) Rivier. — La diazo-réaction d'Ehrlich, thèse de Paris, 1898.

Au moment où l'on veut rechercher la diazo-réaction, on mélange 50 centimètres cubes de la solution A et 1 centimètre cube de la solution B. On agite. Ce réactif doit être employé immédiatement. On verse dans un tube à essai 5 centimètres cubes de l'urine à examiner, puis un volume égal du réactif. Le tube, bouché avec le doigt, est lentement renversé de haut en bas, en évitant la formation d'écume. A l'aide d'une pipette, on verse X à XX gouttes d'une solution saturée d'ammoniaque, que l'on fait glisser doucement le long des parois du tube. Il se produit alors, à la surface de séparation des liquides, un anneau dont la couleur varie du jaune paille au rouge carmin. On agite, la coloration s'étend à tout le liquide et l'on obtient la formation d'une mousse dont la couleur varie du blanc au rose carminé. En laissant ce tube à essai bien bouché, au bout de vingt-quatre à quarante-huit heures on observe la formation d'un dépôt dont la couleur varie du brun au brun verdâtre.

C'est de l'examen de la couleur de l'anneau, de la mousse et du dépôt, que se déduit le caractère négatif ou positif de la diazo-réaction. Mais la couleur de l'anneau est le véritable criterium de la réaction.

Ehrlich, Rivier et Sacquepée avaient considéré une échelle de couleurs et ne regardaient comme positives que les teintes rouge écarlate, rouge cerise et rouge vermillon, et les avaient figurées par les notations R^3 R^2 R^1.

MM. Benoit et Rouslacroix ont réduit ces teintes à 7 degrés, qui correspondent très approximativement aux teintes qu'ils ont observées dans leurs nombreuses manipulations. Ils ont rendu ainsi plus facile l'appréciation des diverses colorations, reproche que l'on avait adressé jusqu'ici à la diazo-réaction. Cette manière de procéder leur a permis d'obtenir la figuration graphique de l'expérimentation et d'établir au jour le jour la courbe de l'intensité de la réaction.

Et c'est ainsi qu'après examen et comparaison des différentes courbes, ils ont pu conclure qu'on ne doit attribuer un caractère positif qu'aux diazo-réactions carminées. Leur étude a porté sur 40 observations ; chez tous les malades ils ont essayé la diazo-réaction et la séro-réaction : 37 fois, c'est-à-dire dans 92 0/0 des cas, la diazo-réaction s'est montrée positive. Un malade était entré au deuxième jour de sa maladie et quatre autres au troisième. Pour le premier, entré au deuxième jour, la diazo-réaction n'est positive que le quatrième jour. Dans les quatre autres cas, deux fois l'apparition de la diazo-réaction s'est faite le troisième jour et deux fois le cinquième. Chez les autres malades qui arrivent à l'hôpital à la fin de la première semaine de leur fièvre typhoïde, la diazo-réaction est trouvée positive dès leur entrée. La diazo-réaction apparaît donc en général entre le troisième et le cinquième jour.

Les recherches de ces expérimentateurs ont pu, en outre, porter sur douze malades atteints de fièvre typhoïde, mais qui ne présentaient pas encore de séro-réaction agglutinante. Ils ont donc pu constater le jour approximatif d'apparition de cette réaction. La séro-réaction leur a paru positive en moyenne au treizième jour, les chiffres extrêmes étant 10 et 19. Il importait surtout de savoir de combien de jours la diazo-réaction précède la séro-réaction.

On peut dire que la diazo-réaction précède d'une dizaine de jours la séro-réaction.

Mais la diazo-réaction ne saurait être un signe pathognomonique : on la rencontre, en effet, dans un grand nombre de maladies. Cependant elle a une grande valeur pour le diagnostic précoce de la fièvre typhoïde. C'est un signe fidèle, constant, apparaissant dès le début de l'infection, sa recherche est facile, peut être effectuée rapidement et donnera toujours des renseignements utiles.

RECHERCHES DU BACILLE DANS LES SELLES

Gaffky, Pfeiffer et Pfuhl s'occupèrent les premiers de la recherche du bacille d'Éberth dans les selles des typhiques, mais leurs travaux ne purent leur donner aucun résultat positif. Leurs milieux de culture étaient, en effet, encombrés rapidement par diverses autres espèces de bactéries, provenant des fèces, et ces organismes masquaient le bacille d'Éberth ou nuisaient à son développement.

En 1887, Chantemesse et Widal se mirent à l'œuvre et s'occupèrent de rechercher un milieu de culture où seul le bacille d'Éberth pourrait se développer à l'exclusion des autres bactéries. Ils profitèrent de la résistance relativement assez considérable que le bacille typhique présente vis-à-vis de l'acide phénique : en effet, quelques gouttes d'une solution au 1/20 de cet acide, ajoutées aux tubes de bouillon, suffisent à retarder et même à empêcher la pullulation des autres bacilles, sauf du bacille coli et du bacille d'Éberth. Mais ce procédé, mal employé, fut infidèle et ne leur donna aucun résultat satisfaisant.

M. Rodet (1) ayant remarqué combien les espèces

(1) Importance de la température dans la détermination du bacille typhique (Société de Biologie, 1889).

microbiennes présentaient une résistance inégale aux différentes températures, et ayant constaté que le bacille d'Éberth a pour limite supérieure 45° à 45°5, eut l'idée de maintenir à la température de 44° ses bouillons ensemencés. Si au bout de 48 heures le bouillon ne se trouble pas, on peut affirmer que le bacille d'Éberth n'existe pas.

M. Vincent chercha dans une nouvelle méthode à utiliser l'action de l'acide phénique et celle des températures élevées indiquée par M. Rodet, qui critiqua du reste ce procédé dans sa communication à la Société de biologie, en 1890.

Le 6 décembre 1895, Elsner (1), qui depuis longtemps faisait des recherches sous la haute direction du professeur Briéger, publia sa méthode et ses résultats.

Il constate tout d'abord que le milieu de Holz, reconnu jusqu'alors comme le meilleur, était insuffisant pour isoler le bacille typhique, mais que les résultats étaient déjà plus satisfaisants quand on diminuait la proportion des peptones. Il dépeptonisa alors le bouillon de Holz et il fut ainsi amené à essayer le bouillon de poissons, de reptiles, de betteraves, de foins, d'herbes diverses. Il trouva enfin un milieu, composé de gélatine et de bouillon de pommes de terre, qui une fois additionné d'iodure de potassium ne cultive que le bacille coli et le bacille d'Éberth, et dont les cultures respectives permettent de les différencier à l'œil nu, grâce à des caractères suffisamment distincts. Ce milieu est ainsi préparé : on fait bouillir ensemble de la gélatine ordinaire et un extrait de pommes de terre (un demi-kilogramme par litre d'eau) ; on donne à ce mélange, par addition d'une solution de soude, le degré d'acidité

---

(1) Elsner. — *Zeitschrift f. Hyg. für Infection*, t. XXI, I, 1895.

déterminé par Holz ; on filtre, on stérilise. Au moment de l'usage, on place cette gélatine dans un ballon d'Erlenmayer, on ajoute 1 0/0 d'iodure de potassium, on ensemence le mélange et on l'étend sur plaques dans des boîtes de Petri.

Elsner abandonna bientôt ce mode de préparation assez diffus et donna dans une lettre écrite à la *Presse Médicale*, en janvier 1896, une formule plus claire :

Prendre 500 grammes de pommes de terre, les peler, les râper ; les faire macérer dans un litre d'eau pendant 3 à 4 heures. Prendre la masse, la tamiser, la laisser déposer pendant la nuit. Décanter le liquide, y ajouter 15 à 20 pour 100 de gélatine, le faire dissoudre à feu doux. Essayer la réaction du liquide qui est très acide, puis ajouter de la solution normale de soude jusqu'à ce que la solution, tout en restant nettement acide, ne le soit que très faiblement ; il faut en moyenne de 20 à 30 centimètres cubes de solution alcaline pour arriver à ce résultat. Filtrer, stériliser, verser dans des tubes d'une contenance de 100 gr. Au moment de s'en servir, ajouter dans chaque tube un gramme d'iodure de potassium.

Si on ensemence des selles de typhiques, au bout de 24 heures on ne trouve que du bacille coli, mais plus tard on voit apparaître des colonies typhiques sous forme de petits points clairs brillants et grumeleux, tandis que le bacille coli forme de grosses colonies brunâtres. La sensibilité de ce milieu, d'après Elsner, serait extrême : on pourrait cultiver les bacilles quand la dilution serait de un pour huit mille millions, c'est-à-dire quand le mélange renferme une partie de culture pour huit mille millions de liquide Les recherches ont été faites sur les selles de 17 typhiques, 15 fois il a pu isoler le bacille dans les 48 heures.

Dès que fut connue la découverte d'Elsner, ce fut un enthousiasme général. Romme (1) écrivit un article dans la *Presse médicale*, dans lequel, après avoir donné un compte rendu des travaux d'Elsner, il annonçait que le moyen de faire le diagnostic précoce de la fièvre typhoïde était définitivement trouvé et qu'on pouvait désormais rechercher un traitement abortif de la maladie. Lazarus (2) publie ses expériences, il a recherché le bacille sur cinq malades en pleine période d'infection typhique et sur seize autres malades en convalescence de la même maladie. Sur les premiers, ses résultats ont tous été positifs, chez les autres, treize ont été négatifs. Il a ensemencé ensuite les selles de sujets bien portants ou atteints de maladies autres que la dothiénentérie, pas une seule fois le bacille ne s'est montré. Chez trois malades dont l'examen clinique laissait le diagnostic dans l'incertitude, il ne put trouver le bacille et l'évolution ultérieure de l'affection confirma ses résultats.

Brieger (3), sur dix cas, obtient dix résultats positifs. Il remarque que les colonies sont très nombreuses tant que la température reste élevée et qu'elles deviennent plus rares pendant la défervescence. Il affirme que le procédé d'Elsner permet de poser avec la plus grande sûreté le diagnostic en quarante-huit heures, parfois même, dans un cas, en vingt-quatre heures.

Le 22 février 1896, à la séance de la Société de biologie,

---

(1) Diagnostic bactériologique précoce de la fièvre typhoïde. Romme (*Presse Médicale*, 1895, p. 510).

(2) Lazarus. — Méthode d'Elsner pour diagnostic de la fièvre typhoïde. Valeur clinique (*Berlin klin.*, 9 décembre 1895).

(3) Brieger. — Sur la méthode d'Elsner (*Deut. Med.*, 12 décembre 1895).

Chantemesse proclame les résultats qu'il vient d'obtenir par le milieu d'Elsner. Sur deux sujets en bonne santé et sur divers malades atteints d'érysipèle ou de grippe, il n'avait pas trouvé de bacilles. Il avait examiné ensuite les déjections de seize typhiques : dans treize cas, ses résultats furent positifs ; dans trois cas dont le diagnostic était douteux, il avait mis le bacille en évidence ; chez trois malades seulement il ne put rien trouver. Les examens étaient pratiqués entre le septième et le vingt-sixième jour. Mais il avoue que cette méthode est d'une pratique délicate, qu'elle n'est pas à la portée de tout le monde et qu'elle demande un apprentissage fort long. De plus, le bacille coli et le bacille d'Éberth ne sont pas les seules espèces qui se développent sur ce milieu ; il y a trouvé notamment des espèces liquéfiantes qui nuisent beaucoup aux recherches. Quant aux quarante-huit heures demandées, Chantemesse s'en éloigne et établit que les colonies apparaissent du troisième au quatrième jour.

Karlinski (1), dont les recherches portent sur 21 malades, a observé qu'on ne rencontrait pas le bacille typhique dans les selles avant le neuvième jour de la maladie, et que c'était d'ordinaire du douzième au quatorzième jour qu'on en rencontrait le plus.

Sanarelli, dans de nombreux examens, dit n'avoir jamais rencontré que du colibacille ; il en conclut que le bacille d'Éberth ne pénètre pas en quantité appréciable dans l'intestin.

Wathelet (2), sur 600 colonies recueillies dans des selles typhiques et ayant les caractères extérieurs communs au

---

(1) Karlinski. — Przeglad Lekarzki, 1889.

(2) Wathelet. — Recherches bactériologiques sur les déjections des typhiques (*Ann. de l'Inst. Pasteur*, I.X, 1895, p. 252).

bacille typhique et au colibacille, n'a rencontré le premier que dix fois ; il n'a pas pu le constater chez plusieurs malades.

A Lyon, M. G. Roux (1) communique des résultats opposés à ceux d'Elsner.

P. Courmont (2), qui tout d'abord avait été un chaud partisan de la méthode d'Elsner, après une série d'expériences des plus consciencieuses, arrivait à des résultats négatifs. Chez 20 malades, dont 9 présentaient tous les signes cliniques absolument nets de la fièvre typhoïde, il n'isolait que deux fois le bacille et il rencontre des espèces ayant de grandes analogies avec le bacille d'Éberth, ce qui lui permet de croire que Elsner a pu se tromper dans l'identification des bacilles isolés et qu'il a dû avoir souvent affaire au colibacille.

Le doute sur l'efficacité de la nouvelle méthode apparaît dans l'esprit des observateurs. Elsner (3), lui-même, reconnaît que sa méthode n'est pas parfaite et a besoin de quelques compléments.

Trouillet (4) trouve d'autres germes que le bacille coli et le bacille d'Éberth, diverses espèces liquéfiantes, et en particulier un bâtonnet formant des colonies jaunes et crémeuses, caillant le lait, mais ne donnant pas d'indol.

Grimbert (5) demande pour faire le diagnostic du bacille d'Eberth au moins cinq jours, qui, d'après lui, sont nécessaires pour mettre en évidence les bactéries isolées dans le milieu d'Elsner. Il trouve, de plus, des germes très

---

(1) Roux. — *Lyon Médical*, 17 mai 1896.

(2) P. Courmont. — *Revue Médicale*, 1er juillet 1896.

(3) Elsner. — Soc. Méd. Berl., 10 juin 1896.

(4) Trouillet. — *Dauphiné Méd.*, mai 1896.

(5) Grimbert. — Soc. de biologie, 4 juillet 1896.

voisins du coli et de l'Éberth, les uns faisant fermenter la lactose mais ne donnant pas d'indol, les autres donnant de l'indol mais ne faisant pas fermenter la lactose.

Il constate aussi que le milieu d'Elsner est très infidèle et très inconstant ; les pommes de terre, au point de vue de leur nature chimique, diffèrent, en effet, suivant la nature du terrain où elles sont cultivées et de l'engrais dont on s'est servi ; l'époque de leur récolte et celle où elles sont utilisées peut aussi faire varier la nature de leur composition au point de vue chimique. Grimbert (1) fait donc le procès de la gélatine d'Elsner, et propose de lui substituer une gélatine de composition chimique constante.

Voilà, du reste, la formule qu'il nous donne :

Eau distillée	1.000 gr.
Maltose	1 —
Amidon soluble	2 —
Asparagine	2 —
Phosphate neutre de K .	2 —
Sulfate de K	2 —
Sulfate de Mg	2 —
Bimalate d'ammoniaque .	2 —
Carbonate de Mg. . . .	1 —

Ce liquide sert à fabriquer une gélatine d'une acidité telle que 10 centimètres cubes soient neutralisés par 5 centimètres cubes d'eau de chaux. Au moyen de sa gélatine, Grimbert sur six cas arrive quatre fois à isoler le bacille. De plus, les colonies n'apparaissent pas avant le troisième jour de la mise en culture.

Les propriétés nutritives de cette gélatine paraissent

(1) Grimbert. — *Soc. de biologie*. 29 juillet 1896.

trop faibles et même insuffisantes pour permettre le développement du bacille typhique quand il n'est pas doué d'une très grande vitalité, l'acidité est encore très forte : elle équivaut, en effet, à 1 p. 1.000 d'H^2SO^4 environ.

Rémy, qui a étudié cette méthode, pense que c'est à ces causes que doivent être rapportés l'apparition tardive des colonies ainsi que les résultats négatifs.

Pollak (1) critique le procédé d'Elsner au point de vue clinique et démontre qu'il faut être bactériologiste exercé et passer beaucoup de temps à l'étude du bacille isolé avant d'entreprendre des recherches utiles en vue du diagnostic de la fièvre typhoïde.

Rémy (2), après avoir critiqué la méthode d'Elsner et celle de Grimbert, propose un nouveau milieu dont la formule est longue et compliquée, et par conséquent peu pratique :

Eau distillée . . .	1.000gr.
Asparagine	6 —
Acide oxalique . . .	0,5
Acide lactique . , .	0,15
Acide citrique . . .	0,15
Phosphate bisodique .	5gr.
Sulfate de Mg . . .	2,50
Sulfate de K	1,25
Chlorure de Na . . .	2 gr.

« Ces différents sels, le sulfate de Mg excepté, sont broyés dans un mortier, puis introduits dans un matras avec un litre d'eau distillée et 30 grammes de peptone Witte ou Grübler. On chauffe à l'autoclave sous pression

(1) Pollak. — *Centralblatt. Med.*, 1er août 1896, n° 31.

(2) Rémy. — *Annales de l'Institut Pasteur*, 1900, p. 555.

pendant un quart d'heure. Dès qu'on retire le matras, on en verse le contenu bouillant dans un autre matras, lequel a préalablement reçu de 120 à 150 grammes de gélatine. On agite pour la dissoudre, puis on ajoute Na jusqu'à alcalinisation légère. On cuit à l'autoclave à 110° sous pression pendant un quart d'heure, on acidifie avec la solution demi-normale de H^2SO^4, de telle sorte que 10 centimètres cubes de gélatine aient une acidité telle que celle-ci disparaît par l'addition de 0,2 centimètres cubes de solution demi-normale de soude. Cette acidité équivaut à 0,5 de H^2So^4 par litre.

» Après agitation, on remet au poêle à vapeur pendant 8 à 10 minutes, puis on filtre. Une fois que la filtration est terminée, on vérifie l'acidité : pour cela on prélève, à l'aide d'une pipette graduée, 10 centimètres cubes de gélatine que l'on dépose dans un vase de Bohême contenant environ 100 centimètres cubes d'eau distillée exactement neutre, et 1 à 5 gouttes de phtaléine du phénol. On laisse tomber goutte à goutte, au moyen d'une pipette de 1 centimètre cube graduée au centième, la solution demi-normale de soude. La coloration rouge doit apparaître aussitôt que 0,2 centimètres cubes de solution de soude ont été ajoutés aux 10 centimètres cubes de gélatine. Dès que l'acidité voulue est obtenue, on introduit le sulfate de Mg à la dose de 2 gr. 50 par litre de gélatine, on répartit en tubes, 10 centimètres dans chacun, et on stérilise en trois séances comme pour la gélatine ordinaire. Au moment de l'emploi, on introduit dans chaque tube de gélatine 1 centimètre cube d'une solution de lactose à 35 0/0 et 0,1 centimètre cube d'une solution phéniquée à 2,5 0/0.

» On ensemence ces tubes avec une parcelle de matières fécales fraîches et l'on porte à l'étuve à 37°. On voit bientôt se développer les fines colonies de bacilles d'Éberth. »

Rémy a pu avoir 23 malades à sa disposition, et a expérimenté sur eux sa méthode ; il a ainsi pratiqué 31 examens des selles de ces typhiques.

Les résultats ont été positifs, et voici, d'après le tableau qu'il a dressé, à quel jour de la maladie ces résultats ont été obtenus :

1	au	3e	jour
1	—	4e	—
4	—	5e	—
1	—	6e	—
4	—	9e	—
3	—	10e	—
1	—	13e	—
1	—	14e	—
3	—	16e	—
1	—	21e	—
1	—	22e	—
1	—	30e	—
2	—	42e	—
2	—	45e	—

Nous voyons, d'après ce tableau, que, d'une façon générale, les résultats sont obtenus assez tardivement pour nous permettre de rechercher le diagnostic précoce de la fièvre typhoïde uniquement d'après cette méthode.

De plus, la confection de ce milieu de culture est très compliquée et demande des connaissances techniques assez particulières ; toutes ces causes, qui rendent cette méthode peu pratique et utilisable surtout pour des expériences de laboratoire, doivent suffire pour nous la faire rejeter.

Chantemesse, en juin 1901, présente à l'Académie de médecine une nouvelle méthode plus rationnelle et qui détruit tous les autres procédés antérieurement existants.

Il emploie tout d'abord sa méthode dans la recherche du bacille d'Éberth dans l'eau et se place uniquement au point de vue de l'étiologie et de l'hygiène. Puis il commence ses recherches en ce qui concerne le diagnostic précoce de la fièvre typhoïde, et présente, en mai 1902, à l'Académie de médecine un nouveau mémoire où il expose tout au long son procédé, qu'il intitule le Gélo-diagnostic.

Sa méthode a pour objet :

« 1° de provoquer tout d'abord une pullulation des bacilles typhiques contenus dans les matières suspectes ;

2° d'obtenir sur gélose des colonies très superficielles ;

3° de rendre par l'acide phénique cette gélose impropre à cultiver beaucoup de microbes, excepté le bacille typhique et le colibacille ;

4° de faciliter la différenciation de ces deux germes par la culture dans un milieu additionné de lactose et de tournesol, où les colonies de colibacilles prennent une teinte rouge et celles de bacille typhique une teinte bleue ;

5° de parfaire le diagnostic par l'agglutination avec un sérum agglutinant antityphoïde. »

La pratique ne présente pas de bien grosses difficultés :

« Une petite quantité de matières fécales aussi fraîches que possible est ensemencée dans un tube large contenant environ 10 cmc. d'eau peptone neutre à 3 pour 100 (peptone Defresne). Après un séjour de six à sept heures dans l'étuve à 37°, le bouillon trouble est filtré à travers un filtre de papier ; le liquide qui passe est additionné de deux à trois gouttes de sérum agglutinant antityphoïde fort.

» Au bout d'un quart d'heure, le tube est porté dans la turbine à centrifugation pendant quatre à cinq minutes. Il se dépose un petit culot formé en majeure partie de bacilles typhiques agglutinés. On décante avec précaution le liquide en ne laissant que le culot, et ce dernier est alors délayé dans quelques gouttes de bouillon stérile. Cette dilution sert en partie à ensemencer un nouveau tube d'eau peptone, qui servira à répéter les manœuvres précédentes si besoin est. La plus grande partie de la dilution est jetée sur un petit papier filtre plat se posant sur d'autres papiers filtres. Les microbes quelconques isolés et n'ayant pas subi l'influence du sérum agglutinant, sont entraînés dans la profondeur par le courant de la filtration. Les paquets de bacilles typhiques agglutinés, restent, au contraire, sur la surface du filtre. Alors avec un bouchon de carafe en verre, dont une extrémité est plate, on tamponne ce filtre énergiquement et on porte aussitôt ce tampon de verre sur plusieurs plaques de gélose phéniquée, lactosée et tournelosée, contenues dans des boîtes de Petri. Cette gélose neutralisée est préparée de la manière suivante :

Eau peptone (Defresne)	3	p. 100
Gélose.	2	—
Lactose	2	—

» Quand cette gélose est liquéfiée, et avant d'être versée dans les boîtes de Petri, on ajoute pour une quantité de 10 centimètres cubes de gélose, quatre gouttes d'une solution aqueuse d'acide phénique cristallisée à 3 pour 100 et un centimètre cube de teinture de tournesol sensible.

» Sur trois ou quatre boîtes de Petri renfermant cette gélose phéniquée, lactosée et tournesolée, devenue solide, on promène la surface plane du bouchon de verre, qui, par tamponnement, a relevé les paquets d'agglutination répandus sur le filtre du papier. On porte les plaques à l'étuve une douzaine d'heures, et on voit alors, développées sur la surface de cette gélose, des colonies dont beaucoup sont formées de bacilles typhiques isolés ou en amas. Les colonies typhiques se reconnaissent, au bout de douze heures, à leur petitesse, à leur aspect bleu nacré. On recueille avec un mince fil de platine ces fines colonies et on les ensemence dans un tube d'eau peptone contenant un peu de sérum agglutinant Quelques heures plus tard, le bouillon est clair et les colonies typhiques développées sont rassemblées au fond du tube par le fait de l'agglutination. Tout tube qui est troublé uniformément n'est pas ensemencé avec du bacille typhique ou, du moins, ne contient pas une culture pure de bacilles typhiques. Si cette première recherche a été infructueuse, on doit la recommencer avec le nouveau tube qui a été ensemencé avec le petit culot recueilli après passage à l'appareil centrifuge. »

M. Décobert (1) a étudié cette nouvelle méthode et a recherché par ce procédé le bacille d'Éberth dans les selles des malades.

Chez cinq individus, dont l'examen des signes cliniques ne pouvait fournir qu'un diagnostic douteux et dont la séro-réaction de Widal était négative, il ne parvient pas, malgré de nombreux examens, à rencontrer le bacille d'Éberth dans les selles. L'évolution ultérieure de la maladie vient confirmer ces résultats et montre que ce n'est pas à la fièvre typhoïde que l'on a affaire.

Chez seize malades dont le séro-diagnostic avait déjà aidé à déceler l'infection éberthienne, il constate, dans ces seize cas, le bacille typhique en assez grand nombre dans les selles.

---

(1) Décobert. — Mémoire lu à l'Académie de médecine le 2 décembre 1902.

Deux autres malades rentrent, l'un au sixième, l'autre au septième jour de la maladie. Les symptômes ne sont pas encore assez nets pour permettre au clinicien d'affirmer son diagnostic. La séro-réaction de Widal est recherchée, mais, même à la dilution au 1|10, le résultat est négatif. On essaie alors le gélo-diagnostic de Chantemesse et, par cette méthode, on décèle le bacille d'Éberth dans les selles de ces deux malades. Quelques jours après, le séro-diagnostic apparaît positif.

Il était intéressant de rechercher l'élimination du bacille d'Éberth par l'intestin aux différentes périodes de la maladie. Tant que le malade a eu une élévation de température, le bacille a été retrouvé ; on a même pu le déceler plusieurs jours après la maladie.

M. Décobert, d'après 126 examens portant sur 18 malades, en arrive aux conclusions suivantes :

« 1° La méthode du gélo-diagnostic est vraiment clinique puisqu'elle n'exige que vingt-quatre heures pour donner des résultats.

» 2° Cette méthode permet de trouver dans les selles des typhiques le bacille d'Éberth toutes les fois que la maladie est bien caractérisée cliniquement et où le séro-diagnostic est positif.

3° Sur deux examens de cas récents, alors que le séro-diagnostic était encore négatif, et les symptômes frustes, le gélo-diagnostic permit de retirer des selles le bacille typhique.

Nous ne croyons pourtant pas que cette méthode soit véritablement clinique ; les résultats sont encore assez longs, puisque en admettant même qu'au premier examen on arrive du premier coup à déceler le bacille, cela retarde encore le diagnostic de 24 heures et ce n'est souvent qu'après plusieurs ensemencements qu'on le décèle. Or les résultats les plus précoces ont été obtenus par M. Décobert au sixième et au septième jour de la maladie, et la plupart du temps à cette époque-là, soit les symptômes cliniques, soit d'autres procédés de laboratoire permettent d'établir le diagnostic. Toutes ces manipulations exigent la pratique d'un homme déjà exercé et la reconnaissance du bacille d'Éberth dans ce milieu n'est pas des plus commodes puisque Chantemesse lui-même dit, à la fin de sa communication à l'Académie de médecine, que « le médecin qui voudra se livrer à la recherche dans les matières fécales des bacilles de la fièvre typhoïde devra s'exercer à pratiquer d'abord cette recherche sur des matières infectées expérimentalement ».

M. Décobert, du reste, ne signale pas cette méthode comme spécifique et devant fournir le diagnostic précoce de la fièvre typhoïde puisque dans le deuxième paragraphe de ses conclusions, il indique que ce n'est que dans les cas où les symptômes cliniques sont caractérisés et que le séro-diagnostic est positif que l'on rencontrera le bacille dans les selles.

Cela nous ferait penser que l'élimination du bacille par l'intestin a lieu dans une période assez avancée de la maladie, lorsque, ainsi que plusieurs auteurs le prétendent, les ulcérations des plaques de Peyer favorisent son passage dans le tube digestif.

Nous devons signaler pourtant que dans deux cas où il s'agissait de séro-réaction tardive, le gélo-diagnostic ne manquait pas.

Mais la critique la plus grave que l'on puisse faire à la méthode de Chantemesse, qui en somme paraîtrait excellente dans tous les cas de séro-réaction retardée, est basée sur la nécessité qu'il s'impose de l'agglutination des bacilles d'Éberth par le sérum des typhiques, d'abord pour recueillir ces bacilles sur les filtres et ensuite pour les identifier.

Cette question du pouvoir agglutinant du sérum est assez importante pour mériter d'être traitée dans un chapitre spécial, d'autant plus que nous devons encore la rencontrer dans une autre méthode.

En effet, il est à présent démontré qu'au début de leur isolement, les bacilles sont peu agglutinables et parfois même ne le sont pas du tout.

RECHERCHES DANS LE SANG

Fibrine diagnostic

Cette méthode est basée sur l'exagération de la production de fibrine dans certaines maladies fébriles. Les anciens auteurs, en pratiquant la saignée, avaient remarqué le retard, la petitesse et la friabilité du caillot dans certaines affections fébriles, et d'après cette remarque sur le phénomène de la coagulation, ils avaient divisé ces maladies en pyrexies et phlegmasies.

Hayem (1), dans ses études sur le sang, indiqua le premier la route aux observateurs et appela l'attention sur le parti qu'on pouvait tirer de ce phénomène pour le diagnostic, mais il n'approfondit pas la question et se contenta simplement de la signaler.

Marfan (2) et Rosenthal (3) commencèrent aussitôt leurs recherches, multiplièrent leurs expériences, et purent bientôt publier l'exposé de leur méthode qu'ils appliquèrent au diagnostic de la fièvre typhoïde. D'après eux, la méthode se recommande par la très grande simplicité de

---

(1) Hayem.— Du sang et de ses modifications anatomiques. Paris 1889

(2) Marfan.— *Semaine médicale*, 24 janvier 1900.

(3) Rosenthal. — Fibrine. diagnostic et séro-diagnostic. *Bulletin de la Société de Pédiatrie*, mars 1900.

sa technique et par les résultats qui seraient plus précoces que dans le séro-diagnostic de Widal.

On se sert d'une lamelle rigoureusement plane, celle de l'hématimètre de Hayem par exemple, et d'une lame porte-objet, creusée d'une rigole circulaire isolant en son milieu un petit disque dont la surface se trouve à un niveau un peu inférieur du niveau du reste de la lame. Il résulte de cette disposition qu'une goutte de sang déposée sur le petit disque et recouverte de la lamelle, peut s'étaler en couche mince sans rester au contact de l'air.

La lame et la lamelle sont lavées à l'éther ; séchées au papier buvard et convenablement essuyées, le bord externe de la rigole entourant le petit disque est enduit de vaseline afin d'amener l'adhérence de la lamelle. On lave vigoureusement la face palmaire du pouce, d'abord à la brosse et au savon, puis à l'éther, ensuite on frotte avec du coton stérilisé trempé dans de l'eau bouillie. On fait une piqûre sur ce doigt avec une aiguille préalablement flambée et on recueille une goutte de sang sur le disque central de la lame ; cette goutte, portée du doigt sur la lame au moyen d'un compte-gouttes, ne doit pas avoir plus de un à deux millimètres de diamètre. On recouvre avec la lamelle en ayant bien soin de ne laisser rentrer aucun globule d'air. La préparation ainsi faite peut être examinée plusieurs heures après : on porte sur le microscope où l'objectif n° 6 ou n° 7 est suffisant ; il faut avoir, en effet, un grossissement de 300 diamètres.

Dans les cas de pneumonie fibrineuse, on voit, entre les piles formées par les hématies, un reticulum formé de fibrilles épaisses ayant souvent un double contour. On remarque en même temps un nombre anormal de leucocytes.

Dans l'embarras gastrique, la grippe, la méningite

cérébro-spinale, et dans toutes les infections à streptocoques, le réseau fibrineux se retrouve.

Dans la fièvre typhoïde, on ne voit dans le champ du microscope que des globules rouges, quelques rares globules blancs, mais pas de réseau fibrineux ou parfois, quand il existe, il est réduit à des fibrilles d'une ténuité extrême. Cependant le réseau fibrineux se montre quelquefois, atténué il est vrai, mais encore nettement visible. De plus, cette fibrine-réaction présente des caractères analogues dans la tuberculose pulmonaire et, en général, dans toutes les pyrexies, fièvres éruptives, granulies, etc.

On ne peut pour ces raisons adopter cette méthode pour le diagnostic de la fièvre typhoïde. Elle rendra néanmoins des services utiles chez l'enfant pour différencier la fièvre typhoïde de la pneumonie. En effet, la fibrine-réaction pneumonique a un réseau phlegmasique très accentué et une hyperleucocytose manifeste, alors que c'est le contraire qui se montre dans la dothiénentérie.

RECHERCHES D'APRÈS LES MODIFICATIONS DE LA COMPOSITION DU SANG

Ainsi que nous l'avons dit dans le chapitre précédent, on remarque, dans l'examen microscopique du sang des malades atteints de fièvre typhoïde, une diminution notable de leucocytes ; on a voulu, d'après cette modification du nombre des globules blancs, établir une méthode pour le diagnostic précoce de la dothiénentérie.

Mais sur ce sujet les auteurs diffèrent beaucoup d'opinion, et la formule leucocytaire de cette affection a donné lieu à de très nombreux travaux dont les résultats sont loin de concorder.

Après Virchow, Golgi et Hoffman, Brouardel et Thoinot (1) admettent une hyperleucocytose qui décroîtrait vers le huitième ou le neuvième jour. Pour Stiénon, c'est vers la fin de la maladie seulement que le nombre des leucocytes serait en augmentation.

D'après Chantemesse (2) et Paul Courmont (3), et c'est

---

(1) Brouardel et Thoinot. — Art. Fièvre typhoïde. Traité de médecine, 1895.

(1) Chantemesse. — Art. Fièvre typhoïde. Traité de médecine, 1899.

(2) P. Courmont et Barbaroux. — Leucocytose et polynucléaires dans la fièvre typhoïde (*Journal de physiologie et de pathologie générale*, 1900, n° 4).

l'opinion qui a prévalu à l'heure actuelle, la fièvre typhoïde s'accompagne d'hyperleucocytose qui serait légère dans les formes bénignes, plus forte dans les formes graves, et irait en croissant à mesure que la maladie progresse.

En étudiant les variations qualitatives de la leucocytose, on voit que Chantemesse et Millet d'une part, Paul Courmont d'autre part, admettent qu'à la période initiale de la maladie la proportion des polynucléaires augmente, l'hypoleucocytose se faisant aux dépens des lymphocytes. Plus tard, la diminution porterait sur les polynucléaires.

Cette hypopolynucléose, dont le maximum coïnciderait avec les premiers jours de l'apyrexie, serait, d'après Courmont, remarquablement constante dans les formes moyennes, et aurait surtout une bonne signification pronostique.

Kœlner (3) a étudié le sang dans vingt-six cas de fièvre typhoïde, et son étude a surtout porté sur la modification du nombre des leucocytes. D'après lui, ce nombre n'est pas augmenté ; il est, au contraire, souvent diminué. Il a trouvé quelquefois jusqu'à 1.000 au-dessous de la normale, mais il n'a pas toujours vu que le degré de la diminution soit en rapport avec la gravité de la maladie ; leur nombre réaugmente presque toujours avant la fin de la défervescence. La diminution des leucocytes peut se montrer dès la première semaine de la maladie, et l'auteur insiste sur ce point et en fait ressortir l'importance au point de vue du diagnostic.

Il remarque aussi que les globules rouges sont diminués de nombre (de 17 à 18 pour 100).

La richesse en hémoglobine subit aussi une très forte

---

(3) Kœlner. — *Deut. Archive fur Klin. Med.* band. 60, left. 354.

diminution : de 33 pour 100 chez l'homme et de 41 pour 100 chez la femme ; mais cette diminution n'existe qu'à partir du début de la deuxième semaine.

Ces constatations sont très intéressantes au point de vue scientifique en ce qui concerne l'ensemble de la maladie, mais elles paraissent devoir être d'une utilité fort minime pour ce qui regarde le diagnostic, et surtout le diagnostic précoce de la fièvre typhoïde.

Cependant, dans les cas où chez l'enfant on recherchera l'absence de fibrine dans le sang pour éliminer la pneumonie, on se souviendra que dans cette dernière maladie le nombre des leucocytes est toujours fortement augmenté, alors que dans la fièvre typhoïde, au début, il est souvent diminué.

RECHERCHES DU BACILLE D'ÉBERTH DANS LE SANG DES TYPHIQUES

Après la découverte du bacille de la fièvre typhoïde par Éberth, on s'occupa de rechercher sa présence dans le sang des malades, mais on n'eut tout d'abord que des résultats négatifs, et plusieurs auteurs allèrent même jusqu'à nier son existence dans le sang.

En premier lieu, en 1885, Fraenkel et Simmonds font des recherches et, sur six examens, ils échouent cinq fois.

Seitz et Lucatello, en 1886, ne réussissent pas davantage : cette fois-ci, tous les résultats sont négatifs.

La même année, Meissel arrive bien à découvrir un bacille dans le sang recueilli au bout du doigt, mais ne pouvant l'identifier, il lui est impossible d'affirmer qu'il a affaire au bacille typhique.

En 1887, Gaffky, après de nombreux examens, ne parvient pas à déceler le bacille et déclare qu'il n'existe pas dans le sang.

Quelque temps après, Alinquist publie un travail et prétend avoir vu le bacille d'Éberth dans le sang mis directement sous le microscope et sans l'avoir cultivé.

Neuhauss (1) en 1886, dit l'avoir isolé neuf fois sur

(1) Neuhauss. — Nachweiss der Typhusbacillen am Lebenden (*Berl. Klin. Woch.* 1886, n°s 6 et 24).

quinze du sang des taches rosées, qu'il regarde comme produites par des embolies bacillaires.

Wyssokowitsh (1) donne la preuve de la rareté du microbe dans le sang par une série d'expériences. Après avoir injecté quelques gouttes d'une culture pure de bacille typhique dans les veines de lapins qu'il sacrifie au bout de 18 heures, il n'a jamais trouvé de bacilles dans le sang du cœur, mais toujours et en très grande quantité dans la rate et dans la moelle des os qui, selon lui, les emmagasinerait.

Gasser et Besson sont de la même opinion et la soutiennent par les mêmes expériences.

Roux (2) obtient deux résultats positifs.

Neufeld (3) a obtenu treize fois des résultats positifs sur quatorze recherches et donne comme condition de succès la mise en culture immédiate et l'emploi de milieux liquides, pour empêcher l'action bactéricide du sang de s'exercer.

Hildebrandt (4) et Ernst (5) ont reconnu la présence du bacille typhique dans le sang du foie et de la rate d'un fœtus, dans un cas d'avortement au quatrième mois de la grossesse.

Thiennich (6), suivant la méthode de Neuhauss, étudie le sang des taches rosées chez sept typhiques, et il arrive à obtenir quatre résultats positifs.

Erlinger ponctionne une veine du pli du coude avec une

---

(1) Wyssokowitsh. — *Zeitschr. f. Hyg.*, 1886, I. p. 3.
(2) Roux. — *Soc. Méd. Lyon*, avril 1890.
(3) Neufeld. — *Zeitsch. für Hyg.*, 1899, p. 498
(4) Hildebrandt. — *Fortschr. der Med.*, VII, n° 23.
(5) Ernst. — *Berl. Klin. Woch.*, 1889, p. 994.
(6) Thiennick. — *Deut. Med. Woch.*, 1895, p. 550.

aiguille qu'il enfonce rougie à travers les tissus ; il recueille le sang qu'il ensemence ensuite, et par cette méthode n'obtient qu'un résultat positif sur dix malades examinés.

Kühnan (1) recueille le sang de la même manière qu'Erlinger, et il ensemence dans cinquante centimètres cubes de bouillon dix centimètres cubes de sang ; sur quarante et un cas, onze fois il obtient des cultures de bacille d'Éberth. Il fait des essais avec le sang recueilli à la pulpe du doigt : toujours il a du staphylocoque, mais jamais de l'Éberth.

Curshmann (2) décèle quatorze fois le bacille sur vingt examens pratiqués. Il se déclare très satisfait de ses résultats et préfère ce moyen de diagnostic à la recherche du bacille dans les selles ou dans les urines.

Rumpf (3) cite les travaux de Krause qui, chez onze malades, a toujours trouvé le bacille dans le sang des taches rosées, mais il n'est arrivé à ce résultat qu'après divers examens plusieurs fois répétés. Il signale notamment deux cas où la séro-réaction était négative, alors que le bacille avait été signalé dans les taches.

H. Smith, Scholz et Krause (1900) confirment ces résultats.

Mais la recherche du bacille dans le sang veineux revint à l'ordre du jour et donna enfin des résultats satisfaisants.

P. Teissier, dans un article paru dans les Archives de médecine expérimentale, en 1895, expose le résultat de

---

(1) Kühnan. — Valeur clinique de l'examen bactériologique du sang dans les maladies infectieuses (*Zeitschr. f. Hyg. ünd Infection*, 1897, volume XXV.

(2) Curshmann. — *Münch. Med. Woch.*, 1899, p. 1597.

(3) Rumpf. — *Berl. Klin. Woch.*, 1900, pp. 493-520.

ses expériences. Il recueille le sang suivant le mode opératoire préconisé par le professeur Strausc, au niveau d'une veine superficielle de l'avant-bras gauche.

L'asepsie de la région étant faite au moyen d'un brossage à l'eau chaude et au savon, on enfonce une aiguille stérilisée dans la veine ; le sang est ensuite aspiré au moyen d'une seringue, également bien stérilisée. On prend ainsi un centimètre cube de sang, que l'on ensemence dans trois tubes de gélose. L'examen microscopique du sang ne montre aucun microbe.

Après deux ou trois jours, chaque tube a donné une colonie blanche, que l'examen microscopique a montré formée de bacilles présentant les divers caractères du bacille coli ou du bacille d'Éberth. Il s'agissait alors de différencier les deux bacilles. P. Teissier fit des ensemencements de ces colonies sur le lait, sur la gélose lactosée et tournesolée, et sur du bouillon peptonisé, pour la recherche de l'indol. Mais le lait ne se coagula pas, les tubes lactosés et tournesolés restèrent bleus, et les cultures en bouillon ne donnèrent pas lieu à la production de l'indol. C'était donc du bacille d'Éberth, et P. Teissier termine son étude en concluant : « Ce fait prouve que le bacille d'Éberth peut exister et séjourner dans le sang à une période où les ulcérations des plaques de Peyer ont pu faciliter son exode. »

Vaillard et Vincent, Dobbin, de Grandmaison et Cartier, Deléarde, Barjon et Lesieur obtiennent tous des résultats positifs par cette méthode.

Schottmüller (1) utilise comme milieu de culture l'agar et obtient par sa méthode quarante succès sur cinquante examens (80 0/0).

(1) Schottmüller.— *Deut. Med. Woch.* 1900, p. 511.

Castellani (1) a étudié seize cas de fièvre typhoïde. Dans quatre cas, dont trois suivis de mort et un très grave, il a trouvé le bacille d'Éberth dans le sang en circulation.

Il conclut que :

1° Chez les typhiques en état grave on peut trouver le bacille dans le sang.

2° Si sa présence est reconnue plus fréquente par l'auteur que ne l'ont dit d'autres observateurs, c'est peut-être à cause des perfectionnements de la technique.

3° Si l'on sème le bacille typhique du sang en bouillon de manière à avoir une grande dilution du sang, il peut, en se développant, donner au milieu l'aspect de trouble uniforme ; mais il peut aussi se développer en amas, s'agglutiner au fond et sur les parois, et reproduire ce que Silvestrini a observé pour le staphylocoque dans un cas de staphylococcémie.

4° Dans les cas de trouble du bouillon, le pouvoir agglutinant du sérum était très affaibli ou faisait défaut ; au contraire, il était très marqué lorsque le bacille se développait agglutiné, et comme tous ces cas furent très graves, ce fait démontre que le pouvoir agglutinant est chose très différente des pouvoirs de défense et surtout du pouvoir bactéricide.

Cependant Castellani, dans un article paru à la *Riforma medicale* en 1900, reconnaît le pouvoir bactéricide du sang et il déclare que c'est cela même qui empêche la végétation du bacille dans les milieux de culture. Aussi, pour obvier à cet inconvénient, il ensemence dix à quarante gouttes de sang dans trois cents centimètres cubes de

---

(1) Castellani.— Acad. médico-phys. florentine in *Gazz-osped.* 12 févr. 1899, p. 207.

bouillon. Il a ainsi, sur quatorze examens, douze résultats positifs.

Auerbach et Unger (1), élèves de Fraenkel, suivent cette technique et obtiennent des succès sept fois sur dix (au : 12me, 12me, 12me, 16me, 22me, 29me, 42me jour de fièvre typhoïde).

Widenmann (2), après de longues recherches n'obtint des résultats satisfaisants qu'en prenant le sang dans une veine de l'avant-bras et en l'ensemençant dans 300 centimètres cubes de bouillon.

Colle (3), en opérant suivant ce procédé, a réussi douze fois sur quinze à cultiver le bacille d'Eberth.

J. Courmont (4) a étudié ces divers procédés et indique, dans un travail remarquable, sa méthode et les résultats qu'il a obtenus.

Il recueille le sang par ponction d'une veine du pli du coude, et ainsi que le préconisent plusieurs de ses devanciers, il l'ensemence dans des ballons contenant de 300 à 500 centimètres cubes de bouillon de bœuf peptonisé. Ces ballons sont ensuite portés à l'étuve pendant quelques heures, et lorsqu'on les en retire, on s'aperçoit que le bouillon est trouble avec un léger dépôt dans le fond du ballon.

J. Courmont recommande, lorsqu'on a fait la prise du sang, de l'ensemencer immédiatement avec la seringue et de porter tout de suite le ballon à l'étuve. Dans une de ses observations, en effet, le sang avait séjourné pendant qua-

---

(1) Auerbach et Unger.— *Deut. Med. Woch*, 1900, p. 796.

(2) Widenmann.— Deut. milit. Zeitsch, 1901.

(3) Colle.— *Bull. of the J. Hopkins Hosp. Baltimore*, 1901, *t.* XII, p. 203.

(4) J. Courmont.— *Journal de phys. et pathol. générale*, 1902.

tre heures dans un tube stérilisé, la coagulation s'était faite, et le résultat avait été négatif. Donc, lorsque le caillot est déjà formé avant l'ensemencement, la réussite de la culture est placée dans une condition très défectueuse. On peut expliquer ce fait assez facilement : le bacille peut être emprisonné dans le caillot, ce qui l'empêche complètement de végéter.

Les cultures étant ainsi obtenues, il s'agissait de reconnaître que l'on était bien en présence du bacille d'Éberth. Les expériences d'identification ont été faites très consciencieusement. Ces bacilles ont été examinés :

1° Vivants, colorés par le gram.

2° Cultivés sur gélatine et sur pomme de terre, dans du lait et dans du bouillon lactosé et tournesolé.

3° J. Courmont a recherché, en outre, l'agglutinabilité et le degré de virulence des bacilles.

Les expériences ont porté sur neuf observations, et l'auteur a pu conclure que le bacille d'Éberth existait dans le sang de tous les typhiques examinés, et il l'a constaté à plusieurs reprises dans le sang du même malade. Pas un échec n'a été signalé avant le vingt-troisième jour de la maladie. Mais il n'a pu faire ses expériences que sur des malades atteints de fièvre typhoïde, de formes ordinaires, graves ou mortelles. Il ne s'est présenté aucune forme légère ou avortée ; par conséquent, sur ce dernier point, des réserves doivent être faites.

Le bacille apparaît dans le sang d'une façon très précoce, et si on ne l'a trouvé qu'au cinquième jour, c'est que l'on n'a pas eu l'occasion de le rechercher plus hâtivement.

Le fait sur lequel on doit surtout insister dans cette méthode, c'est que les ensemencements du sang demandent à être faits sur de grandes quantités de bouillon. En effet, sur quatorze petits ballons contenant 20 centimètres cubes de bouillon et ensemencés avec le sang qui végète dans de grands ballons, trois seulement ont fourni des résultats positifs. En utilisant donc le procédé classique, les neuf observations, qui sont toutes positives et donnent par conséquent 100 0/0 de succès, ne présenteraient plus que 21 0/0 de résultats positifs.

C'est le pouvoir empêchant du sérum qui est cause des insuccès avec les petites quantités de bouillon, plutôt que la faiblesse du sang en bacille. En effet, un petit ballon de 20 centimètres cubes ensemencé avec 1 cc. 7 de sang reste stérile comme celui qui n'en a reçu que quatre gouttes, alors qu'un grand ballon de 300 centimètres cubes ensemencé avec 1 cc. 7 donne une culture appréciable.

Le bacille retiré du sang présente tous les caractères classiques, mais il faut signaler que l'on rencontre parfois dans les premières générations des formes un peu longues et que le bouillon lactosé, tournesolé, peut être légèrement décoloré. La virulence du bacille est, en général, assez grande.

Neuf observations ont été prises, toutes signalent la présence du bacille d'Éberth dans le sang. Dans quatre examens, le bacille typhique existait dans le sang alors que le séro-diagnostic était négatif. Dans deux de ces cas, le séro-diagnostic n'est devenu positif que le vingt-deuxième et le quarante-cinquième jour, alors que le bacille était décelé dans le sang le cinquième et le sixième jour.

Busquet, dans un article publié au début de l'année 1902 dans la *Presse Médicale*, affirme la présence constante du bacille d'Éberth dans le sang des typhiques et donne le compte rendu de ses expériences. Dans 83 cas, il a pu isoler le bacille typhique du sang pris par ponction dans une veine du pli de coude chez ses 83 malades. Sa technique est la même que celle de J. Courmont, les proportions de bouillon sont cependant un peu plus faibles : il n'en emploie, en effet, que 200 à 250 centimètres cubes. Il se sert d'une seringue stérilisée à 120° pendant un quart d'heure, il fait rougir l'aiguille en platine iridié à la lampe à alcool, et l'enfonce rouge à travers les tissus, et il répartit le sang à raison de une à deux gouttes par ballon.

Dans cinq sixièmes des cas le bouillon se trouble au bout de 24 heures. Dans un sixième des cas il lui fallait refaire une autre série d'ensemencement après prise nouvelle du sang, il a dû ainsi recommencer plusieurs fois. Voici, du reste, les résultats à ce point de vue :

1 cas	résultat positif	à la	4ᵉ prise	de sang
1	»	»	3ᵉ	»
6	»	»	2ᵉ	»
30	»	»	1ʳᵉ	»

Dans certains cas, il a trouvé des associations microbiennes, streptocoque et staphylocoque.

Les périodes de l'affection pendant lesquelles le bacille d'Éberth a pu être isolé du sang de la circulation générale sont :

Le 1ᵉʳ	septénaire	18 fois
Le 2ᵉ	»	15 fois
Le 3ᵉ	»	5 fois

A la séance de la Société médicale des hôpitaux du 5 décembre 1902, J. Courmont et Lesieur apportent 28 observations nouvelles à l'appui de leur méthode. La technique est restée la même que celle exposée dans la première communication de J. Courmont au *Journal de physiologie et de pathologie générale*.

Widal, après le travail de J. Courmont, commence des

recherches, d'abord avec l'aide de M. Lutier et ensuite avec l'aide de MM. Lemierre et Gadeaud, et pratique systématiquement l'ensemencement du sang de tous les typhiques de son service en suivant la technique recommandée.

Dans cinq formes légères, examinées du cinquième au douzième jour, le bacille ne put être isolé du sang. Nous rappellerons qu'à ce propos, J. Courmont avait eu soin de faire des réserves.

Dans vingt cas moyens ou graves, le bacille, recherché dans le sang du cinquième au quinzième jour, fut trouvé dix-sept fois.

Dans tous ces cas, légers ou graves, l'agglutination était présente. Widal estime que cette méthode est très bonne et, dans les cas douteux à séro-réaction retardée, peut rendre de grands services.

Cette méthode est d'abord véritablement clinique, et nous remarquerons, en effet, la facilité avec laquelle on peut se procurer le milieu de culture; on possède, en effet, dans les laboratoires, et d'une façon permanente, du bouillon de bœuf peptonisé ; en tous cas, la préparation en est des plus simples et n'exige pas des connaissances bien approfondies.

Cependant, cette méthode est dispendieuse; en effet, devant opérer sur de grandes quantités de bouillon, le prix en devient d'autant plus élevé, et il y aurait à rechercher un milieu de culture dont le prix serait plus faible.

La technique opératoire n'est pas non plus très compliquée; tout médecin, en effet, est capable de pratiquer une ponction dans une veine, et l'opération de l'ensemencement du sang dans le bouillon est très facile, puisqu'il ne s'agit que de vider la seringue qui vient d'aspirer le sang dans le ballon préparé à cet effet.

Cependant, la véritable difficulté réside dans l'identification du bacille. La meilleure façon de caractériser le bacille d'Éberth est de rechercher son agglutination par le sérum des typhiques.

Or, nous savons que l'agglutinabilité des bacilles d'Éberth récemment retirés de l'organisme, est très amoindrie et parfois même nulle ; les bacilles ne sont de même pas spécialement sensibles vis-à-vis du sérum du malade dont ils proviennent. Ce n'est qu'au bout de quelque temps de séjour dans le laboratoire, après un certain nombre de générations, qu'ils deviennent tout à fait agglutinables.

Plusieurs auteurs ont fait des études sur cette question, notamment M. le professeur Rietsch, qui a fait à l'une des séances de la Réunion biologique de Marseille (séance du 27 décembre 1902), une communication très intéressante sur la sensibilité bien inégale que peuvent présenter, vis-à-vis de l'agglutination, des bacilles typhiques retirés du corps humain. Nous reviendrons, du reste, sur cette question assez particulière à propos du séro-diagnostic de Widal.

W. Johnson et Taggard (1) disent que les cultures fréquemment ensemencées et renouvelées sont plus agglutinables que celles conservées longtemps sans réensemencement.

Kolle (2) constate que les bacilles atténués par de longues végétations et réensemencés fréquemment, ont un pouvoir d'agglutinabilité supérieur à celui des bacilles virulents.

---

(1) Johnson et Taggard. — *J. of. Path. and Bact.*, juillet 1896. *Brit. Med. Journ.*, Déc. 1896.

(2) Kolle. — *Deut Med. Woch*, 1896.

Rodet a remarqué que certaines races de bacilles, non agglutinables au début de leur isolement, le deviennent par la suite.

Sacquepée (1) rencontre des bacilles lui offrant des séro-réactions négatives au début de leur mise en culture, et dont l'aptitude agglutinative devient de plus en plus grande par la suite.

Chantemesse (2) dit que les bacilles qu'il a pu retirer de l'eau par sa méthode du gélo-diagnostic n'étaient pas agglutinables et ne le sont devenus qu'à la suite de réensemencements successifs.

Tous ces auteurs pensent donc que l'agglutinabilité d'un bacille d'Éberth par un sérum de typhique n'est pas une propriété absolue ; elle est, en général, très affaiblie et même souvent nulle, lorsque l'on recherche cette réaction peu de temps encore après l'isolement du bacille.

Mais, sur toutes ces expériences, pas une n'avait été faite avec un bacille provenant de l'organisme vivant.

Bancel (3) profite des expériences de J. Courmont pour rechercher la propriété agglutinative sur les bacilles d'Éberth retirés du sang.

Sur sept bacilles examinés, un seul est véritablement bien agglutinable, les six autres ont une propriété d'agglutinabilité inférieure à un quart ou plus au bacille type du laboratoire. C'est-à-dire que tandis que le sérum de typhiques donnait un résultat positif avec le bacille type dans la dilution au 1/200e, le bacille fraîchement retiré du sang n'était agglutiné par ce même sérum que dans une dilution au 1/50e. En se servant du sérum du

---

(3) Sacquepée. — *Ann. Inst. Pasteur,* avril 1901.

(4) Chantemesse. — *Loc. cit.*

(5) Bancel. — *J. Phys. et Path. gén.*, 1902.

malade qui avait fourni le bacille, on n'obtenait pas de résultats sensiblement meilleurs.

Cependant les cultures filles sont plus agglutinables, et ce n'est que vers la dixième génération que l'on obtient l'agglutinabilité normale. Pour les bacilles pris dans les lésions suppuratives post-typhiques, ils ne sont agglutinés que très tard, plusieurs mois même après leur isolement.

Bancel, d'après ses expériences, conclut que l'agglutinabilité est une propriété que le bacille d'Éberth acquiert à la suite de sa conservation dans les milieux artificiels.

Deux méthodes de diagnostic bactériologique de la fièvre typhoïde nous avaient présenté de grands avantages, le gélo-diagnostic de Chantemesse et la recherche du bacille dans le sang de J. Courmont. Ce dernier procédé nous séduisait particulièrement à cause de l'extrême simplicité de sa technique et de ses excellents résultats en vue du diagnostic précoce, mais le point sur lequel on peut leur porter une critique importante est la recherche qu'elles sont obligées de faire, de l'agglutinabilité du bacille pour l'identifier.

Il leur est, du reste, impossible de se soustraire à cette obligation ; en effet, il est admis aujourd'hui que tout bacille éberthiforme, pour être de l'Éberth vrai, doit être agglutinable par un sérum typhique.

C'est l'opinion de Widal et Sicard (1), de Durham (2), de Achard et Bensaude (3), de Stern (4), de Fraenkel (5), et

(1) Widal et Sicard. — *Ann. Inst. Pasteur*, 25 mai 1897.

(2) Durham. — *J. of. Path. and bact.*, juillet 1896.

(3) Achard et Bensaude. — Soc. méd. hop., novembre 1896.

(4) Stern. — *Berl. Klin. Woch.* n° 11, 1897.

(5) Fraenkel. — *Deut. Med. Woch.*, 1897.

ainsi que nous venons de le voir, les bacilles, qui ne sont pas habitués à vivre depuis quelque temps en milieux artificiels, ne sont pas toujours agglutinables, et ne le deviennent qu'au bout d'un certain laps de temps. Cela constitue un retard assez grand qui est évidemment préjudiciable à la rapidité du diagnostic.

SÉRO-DIAGNOSTIC DE WIDAL

De très nombreux travaux ont paru sur le séro-diagnostic depuis sa découverte: nous ne pouvons citer ainsi tous les auteurs qui se sont occupés de cette question, et nous nous bornerons à parler des travaux qui ont aidé Widal dans sa découverte. Nous indiquerons brièvement ensuite la technique de la séro-réaction, et nous rechercherons enfin les points faibles e cette méthode.

Les phénomènes de l'agglutination furent constatés pour la première fois par Charrin et Roger en 1889, et ils firent des travaux sur le développement en amas du bacille pyocyanique en présence du sérum d'animaux immunisés contre l'infection due à ce microbe.

Metchnikoff, en 1891, observa le même fait à propos du pneumocoque.

Issaef (1893), fit les mêmes observations.

Pfeiffer (1894) donna son nom à un phénomène particulier.

Les études de Washbourn (1895), d'Iwanoff (1894), de Boudet, de Grüber et Durham (1896) sur l'action que les sérums d'animaux immunisés contre différentes infections exercent sur les agents pathogènes de ces infections, ont servi de point de départ aux recherches de Widal: mais c'est à lui seul que revient l'honneur d'avoir découvert l'action agglutinante exercée dans le cours de la maladie par le sérum des typhiques sur le bacille d'Éberth.

Le 26 juin 1896, Widal fit, à la Société médicale des hôpitaux, une importante communication sur sa nouvelle méthode de séro-diagnostic, basée sur ce fait que le sérum de gens atteints de fièvre typhoïde possède la propriété d'immobiliser et de réunir en amas, *in vitro,* les bacilles d'Éberth répandus dans du bouillon.

Deux procédés sont indiqués pour obtenir ce résultat :

Procédé lent. — On recueille, soit dans une veine, soit à la pulpe d'un doigt, une petite quantité de sang dans un tube stérilisé. On laisse se former le caillot, puis on décante le sérum et on en ajoute quelques gouttes à un tube de bouillon, dans la proportion de 1 partie de sérum pour 10 à 15 parties de bouillon ; avec 4 centimètres cubes de bouillon par exemple, on met 8 gouttes de sérum. On ensemence avec quelques gouttes de culture de bacilles typhiques et on porte à l'étuve à 37° ; on ensemence, en même temps, un tube témoin ne contenant que du bouillon.

Après douze à vingt-quatre heures, le tube a pris un aspect caractéristique. Le bouillon est resté presque tout à fait clair ; les microbes se sont amassés au fond du tube sous forme de petits flocons blanchâtres ; par agitation on n'arrive pas à les dissocier, mais à former une fine poussière qui se sédimente par le repos. Ces flocons et le fin précipité sont dus à de petits amas de bacilles agglutinés entre eux.

Procédé extemporané. — Mais nous avons encore à notre disposition un procédé infiniment plus simple et plus rapide. On mélange dans un verre de montre ou tout autre récipient conique, dix gouttes de culture fraîche de bacilles typhiques et une goutte de sérum provenant d'un typhique, on fait tout de suite une préparation microscopique du mélange et l'on examine au microscope.

Quand le sérum est agglutinant, on voit que les bacilles ont perdu leur immobilité et qu'ils se réunissent en amas bien reconnaissables. Si la préparation est de nouveau examinée une demi-heure ou une heure après, le phénomène est beaucoup plus apparent.

Mais le sérum des typhiques a un pouvoir agglutinant variable, tantôt très faible, tantôt très énergique ; aussi a-t-on indiqué de ne pas s'en tenir à la dilution à un dixième, mais de rechercher l'agglutination sur des dilutions plus élevées. Le mieux est de préparer plusieurs dilutions, une à un dizième, les autres à un vingt-cinquième, un cinquantième, un centième. Ce procédé a un grand avantage : il est, en effet, très rapide, car si l'examen après une demi-heure ne montre pas d'amas avec la dilution au un dixième, on peut affirmer que la réaction est négative.

Cette méthode du séro-diagnostic nous présente des avantages considérables. Elle est véritablement clinique puisque le diagnostic se fait extemporanément ; elle est à la portée de tous les médecins car sa technique est des plus simples et il n'est pas difficile de reconnaître sous le microscope si les bacilles sont agglutinés, d'autant plus que l'on doit avoir à côté de soi une culture pure de bacilles typhiques avec laquelle on peut faire la comparaison.

Dans tous les laboratoires on possède du bacille d'Éberth, que l'on ensemencera vingt-quatre heures avant l'expérience. Tout praticien peut même en conserver chez lui, en ayant soin de tenir la culture auprès d'une bouche de chaleur. On peut même, pour plus de facilité, faire usage du milieu indiqué par P. Courmont, dans lequel ne se formerait jamais d'amas spontanés et qu'il suffit de réensemencer tous les dix jours. Les cultures formolées enlèveront, du reste, toutes les difficultés puisque le bacille, dans un cas de Widal, était encore agglutinable après cinq mois de conservation dans un milieu formolé. On emploie, pour cela, la solution de formol du commerce à 40 p. 100, et l'on en met deux gouttes pour 15 centimètres cubes de culture.

La formule du milieu de Courmont est la suivante :

Peptone.	2	grammes.
Glucose ou glycérine.	1	—
Eau distillée . . .	100	—
Carbonate de soude.	q. s. pour alcaliniser.	

Les critiques que l'on a adressées au séro-diagnostic sont au nombre de deux :

Tout d'abord certains auteurs ont prétendu que l'agglutination de bacilles d'Éberth se retrouvait avec le sérum d'individus indemnes de l'infection éberthienne. Widal s'est chargé de réfuter cette critique : il a prouvé d'abord que les examens n'avaient pas été faits avec toute la science désirable, et ensuite que beaucoup de malades examinés avaient pu être porteurs d'une affection typhique avortée bien longtemps avant l'examen. Il est prouvé, en effet, que le sérum peut conserver ses propriétés agglutinatives de longues années après la maladie, dans certains cas. Du reste, les cas où le sérum a agglutiné le bacille alors que le malade paraissait sain, sont tellement rares qu'on peut les considérer comme n'existant pas.

La deuxième critique est plus importante : Widal indique que la séro réaction se montre à la fin du premier septénaire ; or, souvent le séro-diagnostic est retardé et apparaît très tardivement alors que les signes cliniques sont assez nets pour permettre d'établir un diagnostic sûr. Tobiesen (1) notamment, qui a recherché le séro-diagnostic chez 329 malades, constate qu'il n'a apparu chez 290 typhiques qu'au 15e jour.

M. le professeur Rietsch de l'école de Médecine de Marseille, a constaté dernièrement que « certains bacilles typhiques ont une sensibilité très affaiblie vis-à-vis de l'agglutination. En effet, certains de ces bacilles étaient si peu sensibles à l'agglutination qu'elle ne se manifestait qu'après quinze heures ou même faisait défaut après vingt-quatre heures avec des sérums qui agglutinaient rapidement d'autres bacilles plus sensibles. »

Il faudrait donc choisir avec soin les cultures dont on veut faire usage et essayer auparavant leur aptitude d'agglutinabilité.

---

(1) Tobiesen. — *Hospitalstid*, 1901, nos 3 et 4.

CONCLUSIONS

Ce n'est que pour mémoire que nous avons parlé de l'uro-diagnostic et de la recherche du bacille d'Éberth dans l'urine.

Les modifications chimiques de l'urine ne sont pas suffisamment connues, ou du moins donnent lieu à trop d'opinions divergentes parmi les auteurs, pour nous permettre de rechercher un procédé de diagnostic d'après leurs caractères.

Nous avons constaté, d'autre part, que le bacille d'Éberth ne se montre pas toujours dans les urines, et que lorsqu'il apparaît, c'est souvent à la fin de la maladie ; sa recherche ne peut, par conséquent, nous être d'une bien grande utilité pour le diagnostic.

La diazo-réaction serait une excellente méthode qui a fait ses preuves, mais du moment qu'on la rencontre dans diverses infections, et notamment dans celles où nous devons chercher un procédé de diagnostic différentiel, nous sommes obligés de la laisser de côté.

La réaction fibrinogène et l'hyperleucocytose, que l'on rencontre dans la pneumonie et rarement dans la fièvre typhoïde, peuvent aider pour différencier ces deux maladies, mais ne constituent pas une méthode spécifique.

Nous en arrivons aux trois dernières méthodes, à celles qui nous paraissent de beaucoup supérieures aux autres.

Le Gélo-diagnostic et la recherche du bacille dans le sang ont été critiqués à cause de l'impossibilité qu'il y a à faire l'identification du bacille. En effet, nous avons vu que le bacille fraîchement retiré de l'organisme était peu agglutinable au début, et M. Rietsch nous a montré que des cultures dont l'agglutinabilité était très affaiblie, pouvaient nous faire douter de la nature typhique d'une maladie due cependant réellement à l'Éberth.

Le séro-diagnostic apparaît souvent d'une façon très tardive, et c'est là un grave reproche qu'on a à lui faire.

Nous voyons donc qu'aucune méthode n'est réellement spécifique et ne peut nous permettre d'affirmer, d'une façon tout à fait absolue, la nature éberthienne de l'affection d'une façon précoce.

Aussi nous pensons que, de même qu'en la clinique, ce n'est que par l'étude de plusieurs symptômes, que par un faisceau de preuves que l'on doit établir le diagnostic d'une maladie. De même le diagnostic de la fièvre typhoïde nous paraît devoir être recherché par les procédés de laboratoire : d'abord au moyen du séro-diagnostic, qui est la méthode la plus simple et la plus rapide. Ensuite, si le séro-diagnostic est négatif, on recherchera le bacille dans le sang d'après la méthode de Courmont, méthode qui est moins compliquée et qui donne des résultats plus constants et plus précoces que la méthode du Gélo-diagnostic de Chantemesse.

NOM DES AUTEURS QUE NOUS AVONS CONSULTÉS

Uro-diagnostic

A. Robin. — Uro-diagnostic de la fièvre typhoïde.

Masbrenier. — Thèse de Paris, 1900.

Motta-Coco. — Valeur diagnostique de l'indican dans la fièvre typhoïde. In *Gaz. med. di Torino,* 1899, nos 10 et 11.

Recherches du bacille d'Éberth dans les urines

Neumann. — Ueber typhusbacillen im urin. *Berl. Klin.*, 1890, n° 6.

Petruschky. — Sur la recherche du bacille typhique dans l'urine. *Centralblatt*, XXIII, 1898.

Gwyn. — The examination of the urin for typhoïd bacilli. Philadelphie, 1900.

Terrile. — Sulla presenza del bac. d'Eberth nell urina dei tifosi. *Lavori di Cong. med.*, 1900.

Neufeld. — Elimination des bacilles d'Éberth par les urines. *Deut. med. Woch,* 1900, n° 51.

Kubler. — Examen bactériol. des urines d'un typhique. *Deut. med. Zeitsch.*, 1900.

Diazo-réaction

Benoit et Rouslacroix. — Nouvelles courbes de Diazo-réaction. *Marseille Méd.*, 1902.

Ehrlich.—Pratique de la Diazo-réaction. *Zeitsch. für Klin. med.*,1882.

Rivier. — Diazo-réaction d'Ehrlich. Thèse de Paris, 1898.

Jousset. — Du diagnostic de la fièvre typhoïde par la Diazo-réaction. Art. Méd., Paris, 1900.

Sacquépée. — De la Diazo-réaction dans la fièvre typhoïde. *Arch. de Méd.*, XII, Paris, 1901.

Walsh. — The Diazo-réaction in typhoïd fever. *Lancet-Lond.*. 1901, t. II.

Recherches du bacille d'Éberth dans les selles

Rodet. — Importance de la température dans la détermination du bacille. Société de biologie, 1889.

Elsner. — Examen bactériologique des selles des typhiques. *Zeits. für Hyg.*, XXI, t. I, 1895.

Romme. — Diagnostic bactériologique précoce de la fièvre typhoïde. *Presse médicale*, 1895, p. 510.

Roux. — Examen des selles de typhiques. *Lyon méd.*, 17 mai 1896.

P. Courmont. — Nouvelles expériences sur la méthode d'Elsner. *Revue méd.*, 1er juillet 1896.

Trouillet. — Recherches bactériol. dans les selles des typhiques. *Dauphiné méd.*, 1896.

Grimbert. — Société de biologie, 4 juillet 1896.

Faideau. — Thèse de Lyon, 1896.

Chantemesse. — Diagnostic précoce de fièvre typhoïde par l'examen bactériol. des selles. Soc. de biol , 1896. *Bull. méd.*, Paris, 1896, p. 187.

Wathelet. — Recherches bactériol. dans les déjections des typhiques. *Annales Inst. Pasteur*, 1895.

Grimbert. — Nouveaux procédés pour l'isolement du bacille d'Éberth recueilli dans les selles. Soc. de biol., 29 juillet 1896.

Rémy. — Procédé nouveau pour déceler le bacille d'Eberth dans les selles et dans les eaux. *Annales de l'Inst. Pasteur*, Paris, 1900, t. XIV, pp. 555-570.

Chantemesse. — *Presse médicale*, juin 1901.

— *Presse médicale*, juillet 1902.

Décobert. — Mémoire lu à l'Acad. de Méd. (2 décembre 1902).

Fibrine-diagnostic

Rosenthal. — Fibrine-diagnostic et séro-diagnostic. *Bull. Soc. de Pédiatrie*, mars 1900.

Leucocytose

Brouardel et Thoinot. — Traité de médecine, 1895.

Chantemesse. — Traité de médecine, 1899.

P. Courmont et Barbaroux. — Leucocytose et polynucléaires de la fièvre typhoïde. *Journ. de physiol. et de path. gén.*, 1900, n° 4.

Martel. — Thèse de Lyon, 1899.

Recherches du bacille d'Éberth dans le sang

G. Roux. — Soc. méd. de Lyon, avril 1900.

P. Teissier. — *Arch. de méd. expérimentale*, 1895.

Schottmüller. — *Deut. Med. Woch*, 1900, p. 511.

Castellani. — Acad. médico-physiol. florentine. In *Gazz. osped.*, 12 février 1899.

J. Courmont. — *Journ. de physiol. et pathol. générale*, 1902.

Busquet. — *Presse méd.*, t. I, 1902.

Rietsch. — Soc. de biologie, 27 décembre 1902.

Bancel. — *Journ. de physiol. et de path. générale*, 1902.

Séro-diagnostic de Widal

Widal. — Soc. méd. des hôpitaux, 26 juin 1896.

— Congr. de Nancy, 1896.

— *Presse méd.*, 1896.

Dieulafoy. — *Manuel de pathol. int.*, 1900.

Chantemesse. — Traité de médecine, 1900.

Macé. — Traité de bactériologie, 1901,

Tobiesen. — *Hospitalstid*, 1901, n°s 3 et 4.

www.ingramcontent.com/pod-product-compliance
Lightning Source LLC
LaVergne TN
LVHW050428160826
845677LV00002BA/601

* 9 7 8 2 3 2 9 6 9 1 2 1 3 *